BEI GRIN MACHT SICH IHR WISSEN BEZAHLT

- Wir veröffentlichen Ihre Hausarbeit, Bachelor- und Masterarbeit

- Ihr eigenes eBook und Buch - weltweit in allen wichtigen Shops

- Verdienen Sie an jedem Verkauf

Jetzt bei www.GRIN.com hochladen und kostenlos publizieren

GRIN

Das Cardiotraining. Erstellung eines Cardio- Trainingsprogramm nach dem 5-Stufen-Modell für einen 3-monatigen Makrozyklus

Elisa Ruch

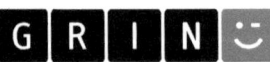

Bibliografische Information der Deutschen Nationalbibliothek:

Die Deutsche Nationalbibliothek verzeichnet diese Publikation in der Deutschen Nationalbibliografie; detaillierte bibliografische Daten sind im Internet über http://dnb.d-nb.de abrufbar.

ISBN: 9783346347893
Dieses Buch ist auch als E-Book erhältlich.

Druck und Bindung: Books on Demand GmbH, Norderstedt Germany
Gedruckt auf säurefreiem Papier aus verantwortungsvollen Quellen

Das vorliegende Werk wurde sorgfältig erarbeitet. Dennoch übernehmen Autoren und Verlag für die Richtigkeit von Angaben, Hinweisen, Links und Ratschlägen sowie eventuelle Druckfehler keine Haftung.

Das Buch bei GRIN: https://www.grin.com/document/987715

Academy of Sports

Erstellung eines Cardio-Trainingsprogramm nach dem 5-Stufen-Modell für einen 3-monatigen Makrozyklus

Trainier/in für Cardio Fitness

Elisa Ruch
19.12.2020

Inhaltsverzeichnis

1. Einleitung 4

2. Definition „Cardio Training" / Ausdauertraining.. 4

2.1 Grundbegriffe im Ausdauersport 4

2.2 Energiebereitstellung 6

2.3 Statische und Dynamische Ausdauer 7

3. Eingangsgespräch / Anamnese 7

3.1 Allgemeine, Anthropometrische und Biometrische Daten / Anamnesebogen ... 7

3.2 Berufsanamnese... 8

3.3 Sportanamnese... 8

3.4 Gesundheitszustand / Gesundheitsanamnese..................................... 8

3.5 Abklärung möglicher Kontraindikationen.. 9

4. Theoretische Grundlagen und Prinzipien des Ausdauertraining................... 9

4.1 Grundlagen 9

4.2 Belastungsdauer-und Intensität 9

4.2.1 Intensitätsbereiche 10

4.2.2 Grundlagenausdauerbereich (GA)... 10

4.2.3 Grundlagenausdauerbereich 1 (GA1).. 10

4.2.4 Grundlagenausdauerbereich 2 (GA2).. 10

4.2.5 Wettkampfspezifische Ausdauer 11

4.2.6 Regenerationsbereich (Kompensationsbereich)........................ 11

4.3 Körperliche Anpassungen an Trainingsbelastungen 12

4.4 Positive Eigenschaften / Vorteile des Ausdauertraining 12

4.5 Trainingsmethoden 13

4.5.1 Dauermethode.. 13

4.5.1.1 Extensive Dauermethode.. 13

4.5.1.2 Intensive Dauermethode... 13

4.5.1.3 Variable Dauermethode / Tempowechselmethode 13

4.5.2 Das Fahrtspiel 13

4.5.3 Intervallmethode 14

4.5.3.1 Extensive Intervallmethode 14

4.5.3.2 Intensive Intervallmethode 14

4.6 Trainingsprinzipien-und Regeln 15

4.7 Das 5-Stufen-Modell der Trainingsplanung 20

4.8 Tests 22

    4.8.1 Motorische Tests 22

4.9 Möglichkeiten der Leistungsdiagnostik 22

    4.9.1 Karvonen-Formel 22

    4.9.2 PWC-Test 23

        4.9.2.1 Test-Durchführung (PWC-Test) 24

        4.9.2.2 Test-Protokoll (PWC-Test) 24

        4.9.2.3 Auswertung PWC-Test 24

5. Zielsetzung 24

6.Trainingsplanung 25

    6.1 Periodisierung 26

        6.1.1 Makrozyklus 26

        6.1.2 Mesozyklus 26

        6.1.3 Mikrozyklus 26

    6.2 Makrozyklusplanung 26

        6.2.2 Mesozyklusplanung 27

        6.2.2.1 Mikrozyklus 1-4 im 1. Mesozyklus 29

        6.2.2.2 Mikrozyklus 5-8 im 2. Mesozyklus 29

        6.2.2.3 Mikrozyklus 9-12 im 3. Mesozyklus 29

    6.3 Warm-up 29

    6.4 Cool-Down 30

7. Trainingsdurchführung 30

8.Re-Test 30

10. Tabellenverzeichnis 31

11. Abbildungsverzeichnis 32

12. Literaturverzeichnis 33

1. Einleitung

Das Ziel meiner Abschlussarbeit besteht darin, einen Cardio-Trainingsplan über einen 3-monatigen Makrozyklus für einen Kunden zu gestalten, der seine allgemeine Ausdauer verbessern möchte um an einem 10Km Stadtlauf teilzunehmen. Um einen auf ihn abgestimmten Plan zu erstellen, ist vorab ein Eingangsgespräch mit einer Anamnese notwendig. Dieses verschafft mir einen ersten Eindruck über seine derzeitige Situation, Fitness und eventuelle erste Erfahrungen im Cardio Training. Bevor die Trainingsplanung beginnt, möchte ich auf die Definition „Cardiotraining" und Grundbegriffe in diesem Bereich eingehen, Abkürzungen erläutern und das 5-Stufen-Modell erklären. Anschließend befasse ich mich mit diversen Tests um die Kardiopulmonale Leistungsfähigkeit zu bestimmen. Im weiteren Verlauf gehe ich auf die Trainingsgrundlagen-Prinzipien-und Trainingsplanung ein. Danach folgen die Bestimmung der Ausdauerleistung und die Trainingssteuerung. Am Ende des Makrozyklus unterziehe ich meinem Kunden (im Folgenden Herr Mager) einen Re-Test, um Fortschritte festzustellen und zu sehen, ob die Trainingsgestaltung noch optimiert werden kann.

2. Definition „Cardio Training" / Ausdauertraining

„Unter Ausdauer wird allgemein die psycho-physische Ermüdungswiderstandsfähigkeit des Sportlers verstanden."
Die Definition des Begriffs „Ausdauer" (nach FREY 1977)

Ausdauer zählt zu den 5 motorischen Hauptbeanspruchsformen: Ausdauer, Kraft, Flexibilität, Koordination und Schnelligkeit. (vergleich: Die 4 konditionellen Fähigkeiten: Kraft, Ausdauer, Beweglichkeit und Schnelligkeit).

Die Ausdauer lässt sich in zwei Kriterien teilen:

Wird mehr als 1/6 der gesamten Muskulatur bei einer Belastung beansprucht, spricht man von der *allgemeinen Ausdauer*. Dazu zählen Nordic Walking, Joggen und Fahrrad fahren.

-Ist die Beanspruchung der Muskulatur geringer, spricht man von *lokaler Ausdauer*. Dazu zählen: z.B. isolierte Übungen wie Bizeps-Curls (Ein Gelenk wird bewegt), typische Bewegung einer Kassiererin (Ware über den Scanner ziehen)

2.1 Grundbegriffe im Ausdauersport

Ruheherzfrequenz (RHF) / Ruhepuls

Als Ruhepuls oder Ruheherzfrequenz (RHF) wird die Anzahl Schläge pro Minute bezeichnet, wenn man sich in völliger, ununterbrochener Ruhe befindet. (z.B. im Schlaf). Der Normwert liegt hier zwischen 60-80 Schlägen pro Minute.

Maximale Herzfrequenz (HF$_{max}$)
Der Begriff der maximalen Herzfrequenz (HF$_{max}$) bezeichnet die maximale Anzahl an Kontraktionen, zu der der Herzmuskel in einer Minute in der Lage ist. ... Es gilt also nicht: Je höher die maximale Herzfrequenz, umso besser ist der Sportler trainiert.

Maximale Sauerstoffaufnahme (VO$_{2max}$)
Die VO2max ist die maximale Sauerstoffmenge, die vom Körper während einer maximalen Ausbelastung aufgenommen werden kann.

Umschlagpuls (PD = Point of Deflection) / Aerob-anaerobe Schwelle
Der Umschlagpuls ist der höchstmögliche Puls, mit dem noch eine aerobe Energiegewinnung möglich ist. Er entspricht 100% der aeroben Kapazität. Steigt der Puls über diese Grenze, erfolgt die Energiegewinnung überwiegend anaerob und vor allem aus den Kohlenhydratspeichern.

Individuelle aerob-anaerobe Schwelle (IANS)
Die IANS bezeichnet den individuellen Punkt auf der Leistungsskala, ab dem die Energiegewinnung überwiegend anaerob abläuft.

Steady State
Mit dem Begriff wird ein Gleichgewichtszustand des Energiestoffwechsels bezeichnet. In diesem Bereich entspricht die Laktatanhäufung dem Laktatabbau. In der Laktatdiagnostik zeigt sich im Dauertest ein gleichbleibender Laktatwert.

Maximale Sauerstoffaufnahme (VO2$_{max}$)
Die maximale Sauerstoffaufnahme gibt an, wie viele Milliliter Sauerstoff der Körper im Zustand der Ausbelastung maximal pro Minute verwerten kann. Die Angabe erfolgt in Milliliter Sauerstoff pro Minute.

„Die maximale Sauerstoffaufnahme repräsentiert die maximale Leistungsfähigkeit der sauerstoffaufnehmenden, sauerstofftransportierenden und sauerstoffverwertenden Teilsysteme im Körper." - **Definition der maximalen Sauerstoffaufnahme von NEUMANN et al.**

Laktat
Laktat ist ein Stoffwechselprodukt, das beim Abbau von Traubenzucker (Glukose) unter anaeroben Bedingungen (Sauerstoffmangel) entsteht. In der Medizin kann Laktat im Blut zur Erkennung eines Sauerstoffmangels in Geweben bestimmt werden.

Glukose/Glykogen
Glukose (Dextrose, Glucose, Traubenzucker) ist der wichtigste Einfachzucker im Kohlenhydratstoffwechsel und von zentraler Bedeutung für den Energiehaushalt des Körpers, da es die Hauptenergiequelle für das Gehirn und die Muskeln ist.
Glykogen dient der kurz- bis mittelfristigen Speicherung und Bereitstellung des Energieträgers Glucose im menschlichen Organismus. Bei einer enormen Kohlenhydratzufuhr wird durch diese Glykogen in Leber- und Muskelzellen aufgebaut.

Adenosintriphosphat (ATP)
Adenosintriphosphat (ATP) ist ein Nukleotid, nämlich das Triphosphat des Nucleosids Adenosin. Adenosintriphosphat ist der universelle und unmittelbar

verfügbare Energieträger in Zellen und wichtiger Regulator energieliefernder Prozesse. Man nennt ATP auch den körpereigenen Booster, da er dem Körper zu Hochleistungen verhilft.

2.2 Energiebereitstellung
Die Energiebereitstellung erfolgt beim Ausdauertraining entweder im aeroben oder anaeroben Bereich.

Aerob
Als aerobe Energiebereitstellung bezeichnet man die Energiegewinnung im Körper bei ausreichend vorhandenem Sauerstoff. Diese Form der Energiegewinnung nimmt bei einer Belastungsdauer von 10 Minuten eine zunehmend dominierende Rolle ein. Klassische Ausdauersportarten wie Radfahren, Laufen und Schwimmen bieten sich besonders an. Hier kannst du die Intensität gut regulieren und deine aerobe Ausdauer optimal trainieren.

Anaerob
Bei schnellen, intensiven Trainings mit hoher Belastungsintensität benötigt der Körper in kürzester Zeit mehr Energie. Die aerobe Energiegewinnung reicht dafür nicht mehr aus. Deshalb wandelt der Körper die Kohlenhydrate nun ohne Sauerstoff durch Milchsäuregärung in Energie um. Dabei fällt Laktat an. Dies nennt man den anaeroben Energiestoffwechsel. Fette werden in diesem Bereich nicht verbrannt, denn dafür benötigt der Körper zwingend Sauerstoff. Die anaerobe Energieausbeute ist dabei weitaus geringer und kann nicht so lange aufrechterhalten werden. Bei länger andauernder Belastung kann es durch das anfallende Laktat zu einer Übersäuerung der Muskeln und zu einem Leistungsabfall kommen.

Die folgende Tabelle zeigt Vor- und Nachteile der aeroben und anaeroben Energiebereitstellung

aerobe Oxidation	anaerobe Oxidation
- Energiebereitstellung erfolgt langsam.	+ Energiebereitstellung erfolgt schnell.
- Die freigesetzte Energiemenge pro Zeiteinheit ist relativ klein.	+ Die freigesetzte Energiemenge pro Zeiteinheit ist relativ groß.
+ Die absolut bereitgestellte Energiemenge ist relativ groß. 31 mol ATP/mol Glukose aus Glykogen;130 mol ATP/mol Fettsäure.	- Die absolut bereitgestellte Energiemenge ist relativ klein. 3 mol ATP/mol Glukose aus Glykogen
+ keine Laktatbildung	- Laktatbildung
- *In den Mitochondrien:* Pyruvat und der Sauerstoff müssen in die Mitochondrien, das gebildete ATP, H_2O, CO_2 verlassen die Mitochondrien wieder.	+ *Im Zellplasma:* kein Transport der Stoffwechselprodukte

Tabelle 1 - Vor- und Nachteile der aeroben und anaeroben Energiebereitstellung
Quelle: Lehrskript 1 – Academy of Sports

2.3 Statische und Dynamische Ausdauer

Die dynamische Ausdauer bezieht sich auf die Ausdauerfähigkeit bei Bewegungen im Wechsel von Anspannung und Entspannung, zum Beispiel beim Rudern oder Kanufahren. Die statische Ausdauer umfasst die Ausdauerfähigkeit bei gehaltenen Übungen wie beispielsweise beim Bogenschießen, Vorhänge anbringen oder die Anfahrtshocke beim Skispringen.

3. Eingangsgespräch / Anamnese

3.1 Allgemeine, Anthropometrische und Biometrische Daten / Anamnesebogen

Die allgemeine Anamnese gibt eine persönliche Auskunft über die gegenüberstehende Person/dem Kunden wie Name, Alter und Geschlecht. Biometrsiche Daten sind biologische Messwerte, die sich in messbare (anthropometrische) und körperinnere (internistische) Daten unterteilen lassen. Zusammen ergeben sie die Basis der Körperdaten.

Allgemeine Daten			
Name, Vorname	Mager, York		
Alter	26		
Geburtstag	29.09.1994		
Geschlecht	Männlich		
Biometrische/ Anthropometrische Daten	IST-Wert	Normwert	Beurteilung
Gewicht	87 kg		
Größe	1,85 m		
BMI (Body-Mass-Index) Formel: Körpergewicht (kg) / Körpergröße (m²)	25,4	25 - 29 Leichtes bis mäßiges Übergewicht: 92-110Kg / 18,5-24 Normalgewicht: 70-90Kg	gut
Ruhepuls/Ruheherzfrequenz	62	60-80	normal
Blutdruck	120/80 mmHG	100-140 mmHG systolisch 60-90 mmHG diastolisch	normal
Waist-to-hip-ratio (WHR) Formel: Körperumfang Taiile (cm) / Körperumfang Hüfte (cm) Körperumfang in Taiilenhöhe	85,5 cm	Männer: kleiner als 1cm Frauen: kleiner als 0,85cm	Ergebnis: 0,95 liegt noch im Normbereich
Körperumfang in Hüfthöhe	90 cm		
Körperfettanteil (mit Bioimpedanzanalyse-Waage)	14,5%	12,8 - 16,5% (Alter 25-29 Jahre)	gut

Tabelle 2 – Allgemeine und Biometrische Daten – Eigene Darstellung

Die Allgemeinen Biometrischen Daten von Herr Mager ergeben ein insgesamt gutes Ergebnis. Der BMI ist zwar laut der Norm bei „leichtes Übergewicht", jedoch ist der Wert von Herr Mager als gut zu verzeichnen, da dieses „knappe" Übergewicht durch eine große Muskelmasse bedingt ist. Dies ist wichtig zu wissen und unterscheiden zu können, da die Zahlen des BMI nicht immer aussagekräftig sind, weil dieser nicht die Körperzusammensetzung berücksichtigt, wie dem Wassergehalt im Körper, die Muskelmasse und der Knochenmasse. Daher ist es kein Übergewicht im klassischen Sinne, sondern sogar etwas positives, da eine erhöhte Muskelmasse positive Auswirkungen auf den Körper hat.

3.2 Berufsanamnese

Die Berufsanamnese gibt dem Trainer eine Auskunft über die psychische und physische Belastbarkeit des Kunden und kann so den Stressfaktor grob einschätzen. Nebenbei bekommt der Trainer eine Auskunft über eine aktive oder sitzende Tätigkeit und der Arbeitszeiten. Diese Aspekte spielen für die Trainingsplanung ebenfalls eine wichtige Rolle.

Beruf: Student/Büro, überwiegend sitzende Tätigkeit
Wochenarbeitszeit: 37,5 Stunden / 5 Tage die Woche
Stressfaktor: mäßig

3.3 Sportanamnese

Die Sportanamnese erfasst die sportliche Vorgeschichte des Kunden. Hier kann der Trainer bereits wichtige Aspekte filtern und sie bei der Trainingsplanung berücksichtigen, wie das Leistungsniveau, Kenntnisse von Bewegungsabläufen und koordinativen Fähigkeiten.

Seit seinem 18. Lebensjahr trainiert Herr Mager als Freizeitsportler 4x die Woche im Fitnessstudio, überwiegend im Bereich des Krafttrainings. Zum Auf-und Abwärmen nutzt er das Laufband. Seit kurzem joggt er 1x die Woche draußen ca. 20Minuten. Im Jugendalter Fußball gespielt, sonst in der Freizeit Skateboard gefahren.

3.4 Gesundheitszustand / Gesundheitsanamnese

Viele Studien haben bewiesen, dass sich Ausdauertraining positiv auf den Körper, die Stimmung, dem Wohlgefühl und Herz-Kreislauf-System auswirkt. Jedoch müssen auch hier einige Regeln eingehalten werden um den Kunden nicht zu gefährden. Daher muss neben der allgemeinen Anamnese auch eine Gesundheitsanamnese durchgeführt werden. Sie gibt dem Trainer grünes Licht für eine Trainingsplanung- und Durchführung oder ein Warnsignal bei möglichen Krankheiten, Verletzungen o.ä. Dann muss sich der Kunde vor dem Trainingsbeginn einem Arzt vorstellen oder eine sportmedizinische Untersuchung durchführen lassen - der Arzt gibt dann eventuell Trainingsvorgaben der HF_{max}, die der Trainer dann berücksichtigen muss. Ebenfalls bei Unsicherheiten ist der Rat eines Arztes hinzuzuziehen und das Training abzubrechen!

Herr Mager ist Nichtraucher und hat kein Asthma. Weitere Vorerkrankungen wie eine Schilddrüsenerkrankung oder Diabetes Mellitus Typ 2 verneint er. In der

Familienanamnese sind ebenfalls keine auffälligen Krankheiten zu verrichten. Alkohol trinkt er selten, nur zu besonderen Anlässen ein Bier. Beschwerden hat er zur Zeit nicht. Lediglich früher beim Skateboard fahren und bei einem Fußballspiel hatte er sich eine Bänderzerrung zugezogen. Diese hat er gut ausgestanden und bis heute keine weiteren Probleme gehabt.

3.5 Abklärung möglicher Kontraindikationen

Wie man Kapitel 3.4 gut entnehmen kann, ist Herr Mager kein „Risiko"-Kunde und hat keine Erkrankungen oder Beschwerden. Mögliche Kontraindikationen, die gegen ein Ausdauertraining sprechen sind zum Beispiel:

- Diabetes Mellitus Typ 2 (muss vorab mit dem Arzt geklärt werden)
- Hypertonie (muss vorab mit dem Arzt geklärt werden)
- Orthopädische Beschwerden (muss vorab mit dem Arzt geklärt werden)
- Symptome einer Erkältung (Husten, Schnupfen, Halsschmerzen, Gliederschmerzen)
- Grippaler Infekt

Auch wenn der Ehrgeiz keine Ruhe lässt – Pausieren! Der Körper/das Immunsystem läuft in einem Krankheitsfall auf Hochtour, um Antiköper gegen die Bakterien und Viren zu bilden um sie zu bekämpfen/vernichten. Wichtig ist auch vor allem die weitere Ruhephase, nachdem die Symptome abgeklungen sind und man sich schon viel besser fühlt (mindestens so lang wie die Krankheit gedauert hat). Durch zu frühe körperliche Belastung kann es ruckartig zu einem Rückschlag kommen. Im schlimmsten Fall zu einem verschleppten grippalen Infekt, der eine Herzmuskelentzündung verursachen kann und somit die Karriere beendet. Aber auch subjektive Kriterien müssen berücksichtig werden und das Training abgebrochen, wenn Aussagen wie „Es geht nicht mehr" folgen, ein Enge-pder Druckgefühl auf dem Brustkorb erscheint, Schwindel oder Schmerzen auftreten.

4. Theoretische Grundlagen und Prinzipien des Ausdauertraining

4.1 Grundlagen

Dem Kunden die theoretischen Grundlagen zu erläutern ist ein wichtiger Bestandteil, damit er Begriffe, Bedeutungen und deren Zusammenhänge versteht und somit auch den Sinn und Zweck des Training, die Regenerationszeit ernst nimmt und einhält und auch versteht, warum ein niedriger Herzfrequenzbereich von Vorteil für ein verbessertes Tempo ist. Mit diesen Grundlagen ist der Kunde aufgeklärt und kann sich besser in seine Aufgaben steigern.

4.2 Belastungsdauer-und Intensität

Die folgende Tabelle gibt eine kurze Übersicht der Belastungsausdauer, unterteilt nach Zeit

Zeitliche Ausdauerbereiche	Dauer	Art der Energiebereitstellung und meist gebrauchter Substrate
Kurzzeitausdauer (KZA)	45 s-2 min	Überwiegend anaerob, Glukose
Mittelzeitausdauer (MZA)	2-10 min	Aerobe und anaerobe Mischform, Glukose
Langzeitausdauer (LZA I)	10-35 min	Aerob, Glukose
Langzeitausdauer (LZA II)	35-90 min	Aerob, Glukose und Fettsäuren
Langzeitausdauer (LZA III)	über 90 min	Aerob, überwiegend Fettsäuren

Tabelle 3 - Ausdauerbereiche unterteilt nach zeitlicher Dauer
(vgl. Zintl/Eisenhut, 2001) Quelle: Lehrskript 1 Ausdauertraining, Academy of Sports

Beispiele zu den zeitlichen Ausdauerbereichen sind:
KZA: 400-Meter-Lauf
MZA: 1000/1500-Meter-Lauf
LZA1: 5000-Meter-Lauf
LZA2: 10-Kilometer-Lauf (Freizeitsport: Joggingeinheit zur Fettverbrennung)
LZA3: Marathon, Triathlon etc.

4.2.1 Intensitätsbereiche

Das Training muss Abwechslungsreich über die gesamte Dauer gestaltet werden, Beispielsweise durch verschiedene Intensitätsbereiche. Im Ausdauersport gibt es folgende 3 Fähigkeitsbereiche:

4.2.2 Grundlagenausdauerbereich (GA)

Die GA erstellt die Basis für eine Ausdauerleistung des Sportlers dar. Diese ist Voraussetzung für eine steigernde Trainingsplanung. In diesem Bereich baut der Körper quasi ein Fundament auf, um Belastungen stand zu halten. Durch lange und extensive Trainingseinheiten wird der Fettstoffwechsel verbessert. Trainiert wird im Bereich $70\%HF_{max}$.

4.2.3 Grundlagenausdauerbereich 1 (GA1)

Im GA1 wird in einem Belastungsbereich von $65-80\%HF_{max}$ trainiert bei einer Dauer von 60-180min. Dieser aerobe Bereich gewinnt seine Energie aus der Verbrennung von Fetten und Kohlenhydraten. Bei regelmäßigem Training erzielt der körperliche Organismus eine Adaption (Anpassung) und die Leistungsfähigkeit, so wie die $VO2_{max}$ werden hier verbessert.

4.2.4 Grundlagenausdauerbereich 2 (GA2)

In diesem Bereich trainiert man mit einer HF_{max} von 75-90% und befindet sich im optimalen Fall zwischen der aerob-anaeroben Schwelle. Auch hier wird die Energiegewinnung durch Kohlenhydrate und Fette gewonnen. Die Trainingsdauer liegt hier bei 60-120min. Da die Belastungsnorm hier größer ist, fällt auch erhöhte Laktatbildung an, was im GA2 gewollt ist damit der Organismus einem Laktattoleranztraining stand hält. Extensive und intensive Intervallmethoden kommen hier zum Vorschein. Dazu gehören die Dauermethode und das Fahrtspiel.

4.2.5 Wettkampfspezifische Ausdauer

Bei diesem Ausdauerbereich finden Freizeit-und Breitensportler selten Anwendung, da diese Methode zu gesundheitlichen Risiken bei Untrainierten und unerfahrenen Sportlern führen kann. Hier wird ausschließlich spezifisch für Wettkämpfe trainiert, bei denen die Intensitäten über 95% der HF_{max} betragen. Hier geht es um Leistung, nicht nach Herzfrequenz. Trainingsmethoden wie die intensive Intervallmethode und die Wiederholungsmethode finden hier Anwendung. Da dieser Bereich nicht zu meinem Aufgabengebiet gehört, werde ich an dieser Stelle nicht weiter darauf eingehen.

4.2.6 Regenerationsbereich (Kompensationsbereich)

Während der Erholung sollte man nicht faul auf dem Sofa liegen und nichts tun. Vielmehr kann und sollte man der Regeneration aktiv und passiv helfen. Diese Maßnahmen kurbeln den Stoffwechsel zwar wieder an, aber nicht so stark dass er ausgepowert wird, da die Verstoffwechslung aerob erfolgt, durch Kohlenhydrate und Fette. Maximal sollte eine aktive Regenerationsmaßnahme-Einheit maximal 45min. dauern und bei einer Herzfrequenz von 60-70% ausgeführt werden, also ganz locker. Ein weiterer Vorteil aktiver Regenerationsmaßnahmen ist die Förderung des Laktatabbau im Körper.

Aktive Regenerationsmaßnahmen	Passive Regenerationsmaßnahmen
Walken	Sauna
Dehnen	Massagen (nicht bei Muskelkater)
Viel schlafen	
Leichtes Training	
Wassergymnastik	
Leichtes, entspanntes schwimmen	
Ausgewogene Ernährung / viel trinken	

Tabelle 4 – Beispiele aktive und passive Regenerationsmaßnahmen - Eigene Darstellung

Tabelle 5 gibt einen Überblick der Zusammenfassung von Zielen, Methoden und Intensitäten

	WSA-Training	GA 2-Training	KA 2-Training	GA 1-Training	KA 1-Training	KOMP-Training
Ziel	– Ausprägung der wettkampf-spezifischen Ausdauerfähigkeit	– Entwicklung der Grundlagenausdauerfähigkeit – Erhöhung der aerob/anaeroben Leistungsfähigkeit	– Entwicklung der aerob/anaeroben Kraftausdauerfähigkeit	– Stabilisierung und Entwicklung der Grundlagenausdauerfähigkeit – Erhöhung der aeroben Leistungsfähigkeit	– Entwicklung und Stabilisierung der aeroben Kraftausdauerfähigkeit	– Unterstützung der Wiederherstellung – Erhöhung der Belastbarkeit für nachfolgendes intensives Training
Methode	– Wettkampfmethode – intensive Intervallmethode – Wiederholungs-methode	– extensive Intervallmethode – Fahrtspielmethode – wechselhafte Dauermethode	– intensive Intervallmethode – Wiederholungsmethode – Fahrtspielmethode	– Dauermethode – Fahrtspielmethode	– Dauermethode – wechselhafte Dauermethode – extensive Intervallmethode	– kürzere Dauermethode
Intensität	– hoch bis sehr hoch – Laktat: über 6,0 mmol/l – Herzfrequenz (HF) > 95 % der HF max	– mittel-hoch – Laktat: 3,0-6,0 mmol/l – HF 75-90 % der HF max	– hoch – Laktat: 4,0-7,0 mmol/l – HF 75-95 % der HF max	– niedrig-mittel – Laktat: 1,5-2,5 mmol/l – HF 65-80 % der HF max	– mittel – Laktat: 2,0-3,0 mmol/l – HF 75-85 % der HF max	– sehr niedrig – Laktat: unter 2,0 mmol/l – HF 60-65 % der HF max

KOMP: Regenerations- und Kompensationstraining
GA: Grundlagenausdauertraining
WSA: Wettkampfspezifisches Ausdauertraining
KA: Kraftausdauertraining

Tabelle 5 Zusammenfassung von Zielen, Methoden und Intensitäten | Quelle: Lehrskript Ausdauertraining
Academy of Sports - Neumann/Pfützner/Berbalk, S. 141

4.3 Körperliche Anpassungen an Trainingsbelastungen

Entwicklungen motorischer Adaptionen (Anpassungen) bleiben so lange erhalten, wie das Training regelmäßige wirksame Reize erzielt. Somit ist die Adaption ein vorrübergehender Zustand der wieder abnimmt, sofern der Reiz ausbleibt. Die nachstehende Tabelle zum *Stufenmodell von Neumann und Schüler 1994* zeigt die Anpassung noch einmal deutlich

Stufe	Art der Adaption	Anpassungsdauer
1. Anpassungsstufe	Veränderungen im Bewegungsprogramm	Nach 7-10 Tagen
2. Anpassungsstufe	Vergrößerung der Energiespeicher	Nach 10-20 Tagen
3. Anpassungsstufe	Optimierung geregelter Systeme und Strukturen	Nach 20-30 Tagen
4. Anpassungsstufe	Koordinierung der Hierarchie der Systeme	Nach 30-40 Tagen

Tabelle 6 – Übersicht und zeitlicher Ablauf der Adaptionen im Ausdauertraining (Optimiertes Ausdauertraining, Neumann/Pfützner/Berbalk 6. Auflage 2011) Quelle: Lehrskript 1 – Ausdauertraining – Academy of Sports

4.4 Positive Eigenschaften / Vorteile des Ausdauertraining

- Erhöhtes Atemminutenvolumen
- Erhöhung der VO_{2max}
- Verbesserung der Atmung (erhöhte Sauerstoffaufnahme bei gleicher Luftmenge)
- Erhöhte Pufferkapazität (Laktatkonzentration kann gering gehalten werden bzw. steigt nicht so schnell an)
- Anstieg des Hämoglobinanteils (enthalten in roten Blutkörperchen)
- Kalium- und Calciumkonzentration wird erhöht durch bessere Versorgung der Muskelzelle
- Verbesserte Fließeigenschaften durch Zunahme des Blutplasmas

- Stärkung des Immunsystem
- Verbesserte Kapillarisierung = bessere Sauerstoffversorgung der Muskulatur
- Vergrößerung der Energiespeicher
– Optimierte Ansteuerung der ST-Fasern
- Verbesserte Lebensqualität
- Besseres Wohlbefinden

4.5 Trainingsmethoden

4.5.1 Dauermethode

Die Dauermethode charakterisiert sich durch die gleichbleibende Intensität. Trainiert wird hier durch die lange Ausdauereinheit im aeroben Stoffwechsel bei einer HF_{max} von 60-85%. Je nach Trainingsform der Dauerleistungsmethode kann man sie in 2 Gruppen teilen.

4.5.1.1 Extensive Dauermethode

Trainiert wird in der extensiven Dauermethode in einem niedrigen Herzfrequenzbereich ($60\text{-}75\%HF_{max}$) bei einer Belastungszeit von 30-60min. Verkürzt man diese Zeit auf 20-40min., beschleunigt man den Regenerationsprozess. Der Laktatwert bleibt bei dieser Methode im unteren Bereich von 0,75-1,2 mmol/l.

4.5.1.2 Intensive Dauermethode

Höher als bei der extensiven Dauermethode ist die intensive Dauermethode mit einer Intensität von $80\text{-}85\%HF_{max}$ bis $90\text{-}95\% HF_{IANS}$. Hier wird knapp unter der anaeroben Schwelle trainiert mit dem Ziel, sie so durch ein stetiges Training zu steigern. Die Belastungsdauer liegt hier zwischen 20-180min.

4.5.1.3 Variable Dauermethode / Tempowechselmethode

Einen Mix aus der extensiven und intensiven Dauermethode stellt die variable Dauermethode dar. Charakterisiert durch den Wechsel des Tempos, wird diese Methode auch Tempowechselmethode genannt. Ein systematischer Wechsel zwischen leicht und submaximal oder aerober und anaerober Schwelle (1,5-5,0 mmol/l) und auch eine schwankende maximale Herzfrequenz von $70\text{-}85\%HF_{max}$ der Belastungsintensität zeichnet die Belastungsparameter aus. Wichtig, neben den positiven Resultaten wie eine Adaption der Skelettmuskulatur, des vegetativen Nervensystems und Herz-Kreislauf-System ist die optimierte aerob-anaerobe Energiebereitstellung.

4.5.2 Das Fahrtspiel

Das Fahrtspiel ist ein Tempotraining, bei dem ein Sportler nach Lust und Laune mit unterschiedlichen Geschwindigkeiten spielt und so sein Training steuert. Bei dieser Form wird das komplette Leistungsspektrum abgedeckt. Teile aus dem aeroben Training wechseln mit den Elementen aus dem anaeroben Bereich. Gleichzeitig ist es auch ein Mix aus der Dauermethode, die Wiederholungsmethode und der Intervallbelastung. Kurze Sprints, Temposteigerungen, lockeres Laufen oder Walken finden hier Anwendung. Zur besseren Verständnis zeigt Abbildung 1 einen möglichen Belastungszyklus.

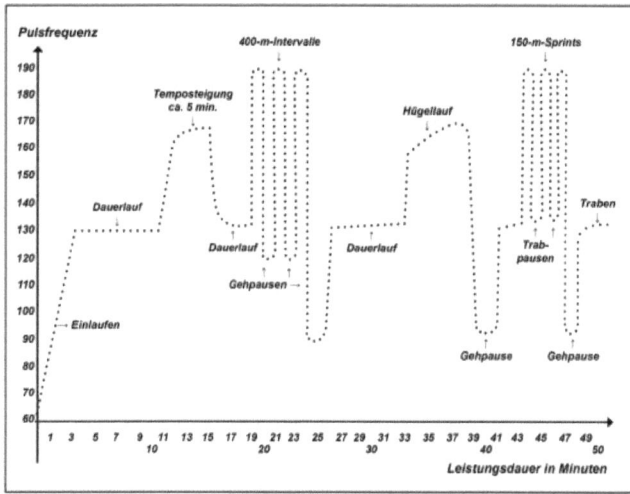

Abbildung 1 - Möglicher Belastungszyklus beim Fahrtspiel
Quelle: Lehrskript Ausdauertraining Academy of Sports

4.5.3 Intervallmethode

Die Intervallmethode zeichnet sich durch gewollte, geplante Wechsel zwischen Belastung und Erholung aus. Durch Änderung der Geschwindigkeit/Wattleistung wird die Belastungsintensität gesteuert. Je nach Intervallbelastung sind die Pausenlängen kürzer oder länger. Die Länge der Pause dient nicht zur vollständigen Erholung (lohnende Pause). Die Pause sollte ebenfalls aktiv gestaltet sein, der Sportler muss z.B. durch leichtes laufen in Bewegung bleiben und sollte sich nicht hinsetzen. Grundsätzlich eignet sich diese Methode für geübte Sportler. Aber auch mit längeren Pausen und weniger Belastung können Anfänger hier Anschluss finden. Die Pausenlänge variiert meistens zwischen 30 und 60 Sekunden. Grob kann man aber sagen dass der nächste Reiz gesetzt wird, sofern die Pulsfrequenz um 1/3 der Belastungsfrequenz gesunken ist. Je nach Trainingsziel, Belastungsdauer-und Intensität unterscheidet man zwischen:

4.5.3.1 Extensive Intervallmethode

Diese Trainingseinheit besteht aus einer geringeren Belastungsintensität und kürzeren Pausen und verschieden Intervallen:
Mittelzeitintervalle 60-180 Sekunden oder die Langzeitintervalle mit 3-8 Minuten.

4.5.3.2 Intensive Intervallmethode

Hier wird mit einer höheren Belastungsintensität und längeren Pausen trainiert, ebenfalls in verschiedenen Intervallen: Kurzzeitintervalle von 20-40 Sekunden oder Mittelzeit Intervalle mit 60-90 Sekunden.

4.6 Trainingsprinzipien-und Regeln

Das **Prinzip des wirksamen Belastungsreizes** basiert auf der **Reizstufenregel** und besagt, dass das Training immer eine bestimmte Intensität haben muss, damit der Körper eine Anpassung auslöst. So kann man sagen dass die Trainingswirksamkeit abhängig von der Stärke des Trainingsreizes ist. Die folgende Abbildung fasst die Reizstufenregel zusammen

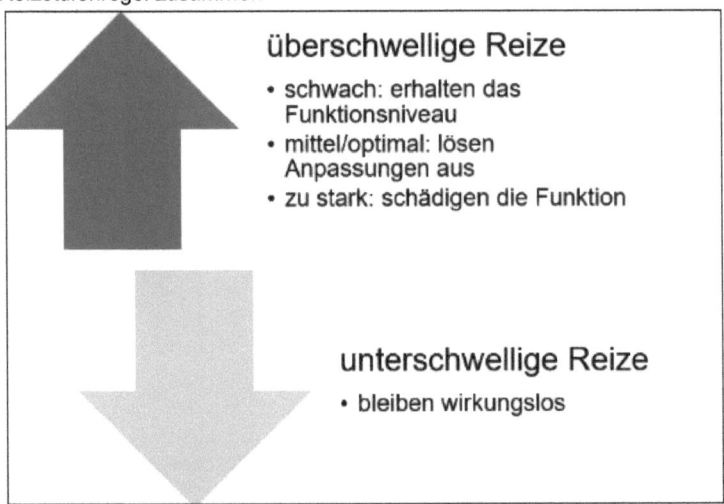

Abbildung 1 – Reizstufenregel des Prinzip der trainingswirksamen Reize
Quelle: https://www.academyofsports.de/de/lexikon/prinzip-der-trainingswirksamen-reize/

Nun schließt das **Prinzip der progressiven Belastungssteigerung** an, um ein Über-und Untertraining zu vermeiden. Hier muss darauf geachtet werden, dass die Leistungsentwicklung an das Training angepasst wird und stetig gesteigert wird, um die Trainingsreize zu erhalten. Denn bleiben die Trainingsbelastungen eine Zeit gleich, wirken sie irgendwann nicht mehr überschwellig sondern eher unterschwellig, da sich der Körper und der Organismus an diese Leistung angepasst haben. Sinnvolle Steigerungen sind hier zum Beispiel eine Erhöhung der Trainingshäufigkeit oder des Trainingsumfangs. Je besser das Leistungsniveau des Sportlers ist, desto größer wird auch der Trainingsaufwand, einen neuen Reiz zu erzielen. Die nächste Abbildung gibt eine bessere Verständnis zum Belastungsniveau und Leistungsniveau.

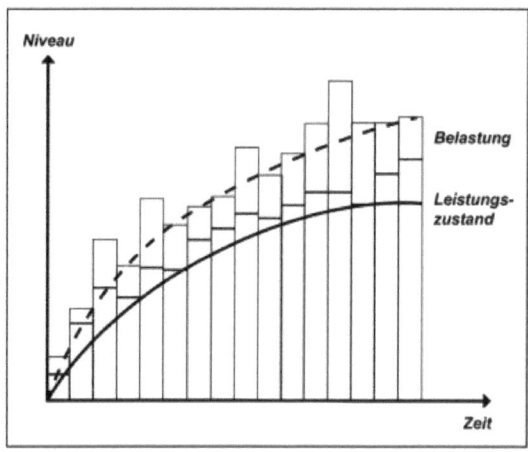

Abbildung 2 – Zunehmende Divergenz zwischen Belastungsniveau und Leistungsniveau im Laufe eines mehrjährigen Trainings | Quelle: Lehrskript 1 – Ausdauertraining | Academy of Sports | vgl. Zintl/Eisenhut; Ausdauertraining; 2009 S. 19

Wie eben erwähnt, benötigt der Körper eine stetige Belastung, um die Leistungsfähigkeit verbessern zu können. Anderenfalls können gleichbleibende Belastungen für das Leistungsniveau des Sportlers eine Stagnation hervorrufen. Neben dem Leistungsniveau müssen auch die Faktoren Spaß und Motivation ihren Platz finden. **Das Prinzip der Variation der Trainingsbelastung** findet hier Anhang. Denn dieses besagt, dass unterschiedliche Reize ebenfalls neue Anpassungen erzielen. Verschiedene Variationen könnten hier sein die Intensität des Umfangs durch spezielle Zusatzlasten zu steigern, die Bewegungsdynamik und Übungsauswahl zu ändern im Zusammenhang mit der Änderung der Geschwindigkeit der Bewegungsausführungen oder eine einfache Veränderung der Belastungs-und Pausengestaltung.

Für eine optimale Anpassung (Adaption) des Organismus an Belastungen, müssen diese mehrmals wiederholt werden. Praxisbezogen heißt das nichts anderes, als dass der Körper seine Funktionssysteme nur umstellen und dadurch eine Anpassung erreichen kann, wenn er regelmäßig trainiert wird. Ist dies nicht der Fall, muss mit einer negativ verlaufenden Anpassung rechnen, die mit Leistungseinbußen verbunden ist und es zu einer Rückbildung der funktionellen und morphologischen Anpassungen (Deadaption) kommt. **Das Prinzip der Wiederholung und Kontinuität** befasst sich mit den vier Stufen der dauerhaften Anpassung (Abbildung 4).

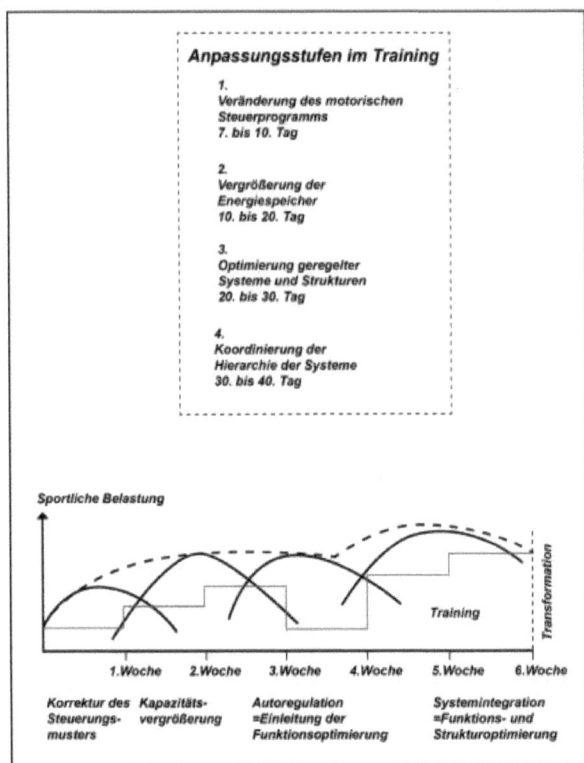

Abbildung 3 - Anpassungsstufen im Training und Ablauf der Anpassungsprozesse in einem Stufenzyklus mit Entlastungsphase | Quelle: Lehrskript 1 Ausdauertraining – Academy of Sports - vgl. Zintl/Eisenhut; Ausdauertraining; 2009 S. 199

Es lässt sich gut erkennen, dass es notwendig ist die Belastungen zu wiederholen, u eine Anpassung zu erzielen. Die Umstellungsvorgänge für metabolische und enzymatische Umstellungen benötigen 2-3 Wochen. Morphologische (strukturelle) Änderungen benötigen 4-5 Wochen und Monate sogar das zentrale Nervensystem mit all seinen steuernden und regelnden Strukturen.

Die systematische und planmäßige Gestaltung für ein Training deren Ziel es ist, zu einem bestimmten Zeitpunkt eine Höchstform zu erreichen, findet man im **Prinzip der Periodisierung und Zyklisierung**. Sie befasst sich mit den periodischen Zyklen wie Mikro- (MIZ), Meso- (MEZ) und Makrozyklus (MAZ) der Trainingsgestaltung-und Belastung.

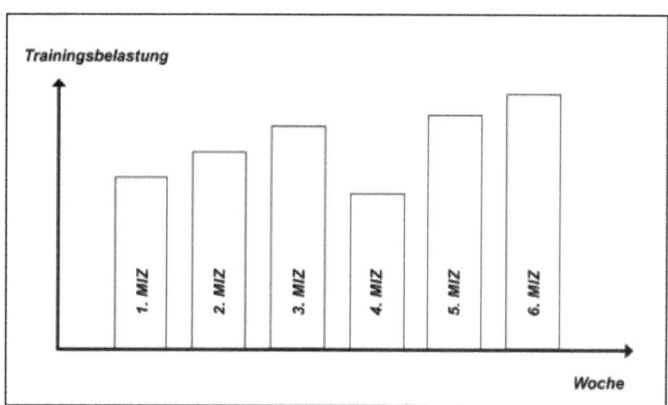

Abbildung 4 - Gestaltung der MIZ-Belastung innerhalb eines MEZ (6 Wochen). Nach dreiwöchiger progressiver Belastungssteigerung ist ein entlastender MIZ notwendig, um die Adaptionsprozesse zu erleichtern.| Quelle: Lehrskript 1 Ausdauertraining Academy of Sports - vgl. Zintl/Eisenhut; Ausdauertraining; 2009 S. 26

Das **Prinzip der Individualität** berücksichtigt die physischen und psychischen Leistungsfähigkeiten nach Alter. Jedes Training muss auf den Menschen abgestimmt sein – und so auch auf das Alter. Für einen Trainer bedeutet es, dass Kunde A und Kunde B nicht dasselbe Ergebnis erzielen werden, auch wenn sie exakt dasselbe Training absolvieren und zu Anfang den gleichen Leistungsstand haben. Ein objektiv gleicher Trainingsreiz kann für einen Sportler eine Überforderung darstellen und für einen anderen eine Unterforderung. Der Trainer muss sensible Phasen für das Training bestimmter Fähigkeiten ausnutzen.

Ist die Grundlagenausdauer vorhanden und gut ausgebaut, ist es Zeit sich auf die spezifische Sportart zu konzentrieren – das sagt das **Prinzip der zunehmenden Spezialisierung** aus. Jede Sportart hat ein Anforderungsprofil das aus koordinativen und konditionellen Fähigkeiten besteht. Zu diesem Profil müssen auch die Ziele, Methoden, Mittel, Inhalte und Strukturen für einen längeren Trainingsprozess gegeben sein.

Für den Trainer gilt es negative Wechselwirkungen der Trainingsinhalte zu vermeiden, da sich diverse Faktoren des Trainings positiv oder negativ beeinflussen können. Oft überschätzt man die konditionellen den koordinativen Fähigkeiten. Mit der Regel des **Prinzips der regulierenden Wechselwirkung** kann dies gut gesteuert werden.

Nach einem wirksamen Training (Belastungsreiz) benötigt der Körper eine bestimmte Zeit für die Regeneration, bevor es darum geht einen neuen Trainingsreiz zu setzen. Darauf basiert das **Prinzip der optimalen Gestaltung von Belastung und Erholung (Superkompensation)**. Hat der Körper durch Belastung (Training) seinen Trainingswirksamen Reiz erfahren, versucht er sich zu regenerieren und die erschöpften Reserven wieder aufzufüllen. Um einer Belastung wie der vorherigen stand zu halten, versorgt er sich mit einer Leistungsreserve, über das Ausgangsniveau steigt. Diesen Zustand nennt man Superkompensation. Im optimalen Fall nutzt man diesen Zeitraum um einen neuen Trainingsreiz zu geben, der ein kleines Stück über dem Ausgangsniveau (z.B. Gewichtserhöhung beim Krafttraining) liegt. So wird das Leistungsniveau gesteigert. Wichtig ist hier zu

18

beachten, dass das Training nicht zu früh fortgesetzt wird, da es sonst zu Verletzungen und/oder einem Übertraining führen kann. Die Regeneration ist das A und O und nicht zu unterschätzen. Aber auch wenn das Training zu spät fortgeführt wird hat dies Nachteile, da der Trainingsreiz möglicherweise keine beachtenswerte Wirkung hat. Zur Veranschaulichung erklären die folgenden Tabellen die Superkompensation.

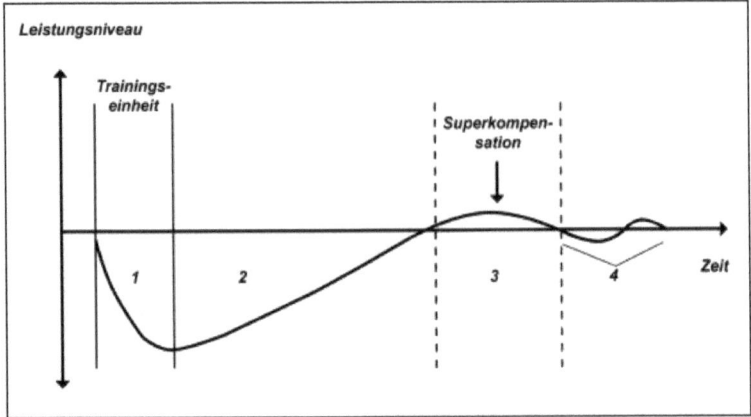

Abbildung 5 - Schematischer Verlauf der Reaktion eines biologischen Systems an Belastung und Anpassung
Quelle: Lehrskript Ausdauertraining – Academy of Sports | vgl. Zintl/Eisenhut; Ausdauertraining; 2009 S. 20

1) Phase der Abnahme
2) Phase der Wiederherstellung (Kompensation)
3) Phase der Superkompensation (Überkompensation)
4) Phase des Auspendelns (Reversion)

Abbildung 7 zeigt die verbesserte Leistungsfähigkeit durch eine optimal gesetzte Belastung. Wird der Trainingsbeginn an höchster Stelle der Superkompensation gesetzt, erzielt man einen stetigen Leistungszuwachs.

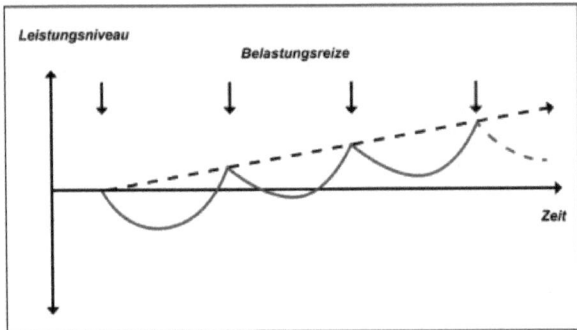

Abbildung 6 – Verbesserung der Leistungsfähigkeit durch optimal gesetzte Belastungen | Quelle: Lehrskript Ausdauertraining – Academy of Sports - vgl. Zintl/Eisenhut; Ausdauertraining; 2009 S. 21

Der nächsten Abbildung kann man den verfrühten Belastungszeitpunkt entnehmen, der auf lange Sicht zu Leistungseinbußen führt.

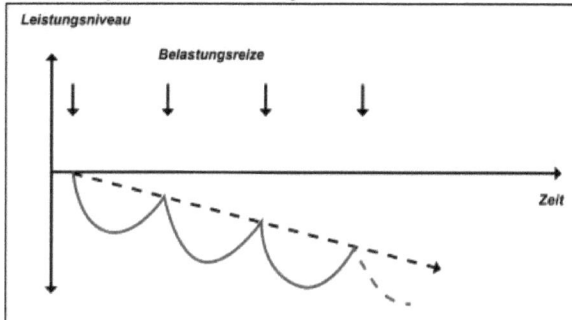

Abbildung 7 – Verfrühte Belastungszeitpunkte, die auf längere Sicht zur Abnahme des Leistungsniveaus führen | Quelle: Lehrskript Ausdauertraining – Academy of Sports - vgl. Zintl/Eisenhut; Ausdauertraining; 2009 S. 22

Abbildung 9 veranschaulicht die optimale Superkompensation. Hier sind alle Trainingsreize perfekt mit der Regenerationsphase abgestimmt und am Ende eine Leistungsfähigkeit für einen Wettkampf erreicht.

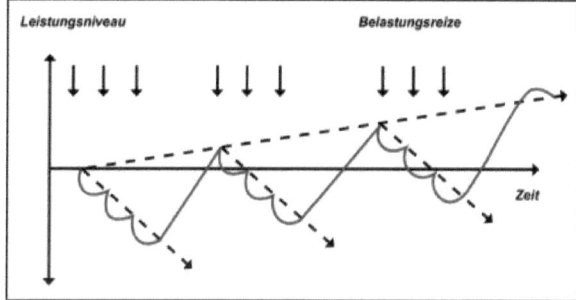

Abbildung 8 – Belastungszeitpunkte nach dem Gesichtspunkt der summierten Wirksamkeit | Quelle: Lehrskript Ausdauertraining – Academy of Sports - vgl. Zintl/Eisenhut; Ausdauertraining; 2009 S. 22

Im Großen und Ganzen sollte man darauf achten, die Superkompensation auszunutzen um die Leistungskurve immer aufrecht zu erhalten. Aber auch die Regeneration ist zu beachten, da die unterschiedlichen Energiespeicher und weitere Systeme unterschiedliche Regenerationszeiten benötigen.

4.7 Das 5-Stufen-Modell der Trainingsplanung

Die Grundlagen für das Training im Ausdauerbereich sind für Erfolge im Trainings- und Wettkampfsport sowie für den Breiten-und Hochleistungssport unumgänglich, denn sie optimieren die Trainingsplanung. Laut *Neumann/ Pfützner/Berbalk (Optimiertes Ausdauertraining, 2011)* find folgende Punkte ausschlaggebend für eine optimale Trainingsplanung:

I. Festlegung der Ausgangssituation (Ist-Analyse)
II. Zielformulierung (Haupt- und Teilziele)
III. Bestimmung der Trainings- und Wettkampfgestaltung
IV. Erstellung des Trainingsplans
V. Maßnahmen zur Organisation des Trainings.

Die folgende Tabelle gibt einen Überblick des 5-Stufen-Modell der Trainingsplanung und das optimierte Ausdauertraining von Neumann/Pfützner/Berbalk:

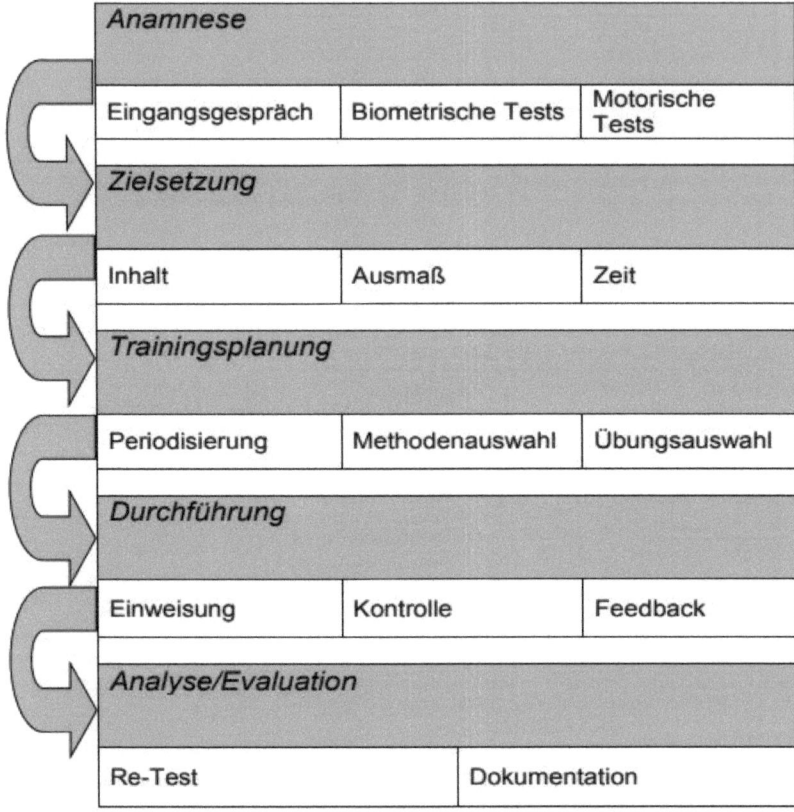

Anamnese		
Eingangsgespräch	Biometrische Tests	Motorische Tests
Zielsetzung		
Inhalt	Ausmaß	Zeit
Trainingsplanung		
Periodisierung	Methodenauswahl	Übungsauswahl
Durchführung		
Einweisung	Kontrolle	Feedback
Analyse/Evaluation		
Re-Test	Dokumentation	

Abbildung 9 - Schema des Fünf-Stufen-Models | Quelle: Lehrskript 1 Ausdauertraining – Academy of Sports

Das Ziel der *Anamnese* (Stufe 1) ist, den derzeitigen IST-Zustand des Kunden zu bestimmen, was die körperliche Fitness und auch Gesundheit angeht, eventuelle Krankheiten zu erfahren, erste Erfahrungen im Ausdauersport etc.
Die *Zielsetzung* (Stufe 2) besteht aus den Zielen des Kunden, des Trainingsinhalts, der Zeitangabe und dem Ausmaß des Trainings. Bei der Trainingsplanung (Stufe 3) werden die Aspekte Periodisierung (Trainingszyklus), Methodenauswahl und die Übungsauswahl bestimmt, mit denen das Ziel erreicht werden soll. In der 4. Stufe

geht's dann ans Eingemachte – die *Trainingsdurchführung*. Diese wird mit einer Einweisungen in die entsprechenden Geräte (Cardiogeräte: Laufband, Stepper, Crosser, Rad, Rudergerät etc.) ausgeführt. Die letzte Stufe beschäftigt sich mit der *Analyse/Evaluation* (Stufe 5). Hier werden anhand Re-Tests die Ergebnisse notiert und mit den Tests zum Anfang verglichen. Das Ergebnis ist optimaler weise der Erfolg.

4.8 Tests

4.8.1 Motorische Tests
Allgemein werden vor der Trainingsplanung diverse Tests im Bereich Ausdauer, Kraft, Koordination und Beweglichkeit durchgeführt. Dabei schätzt der Trainer die Intensitäten ein, ohne dem Kunden dabei zu schaden. Besteht eine Unsicherheit seitens des Trainers, muss auf den Test verzichtet werden um den Kunden nicht zu gefährden. Da Herr Mager bereits einige Erfahrungen im Fitnesssport gesammelt und über eine gut aufgebaute Muskulatur verfügt, kann ich seinen Allgemeinzustand als gut einstufen. Daher werde ich auf diesen Punkt nicht weiter eingehen, da das Ziel meiner Arbeit darin besteht, einen passenden Ausdauertrainingsplan zu erstellen.

4.9 Möglichkeiten der Leistungsdiagnostik

4.9.1 Karvonen-Formel
Anhand der Karvonen-Formel kann man eine Orientierungshilfe über die Pulswerte der Trainingsbereiche erhalten. Folgende Faustregel gilt für die maximale Herzfrequenz (HF_{max}) beim Laufen:

HF_{max} = 220 – ½ Lebensalter bei Männern

Beispiel für Herr Mager:
THF = RHF + ((HFmax - RHF) x Intensität)
RHF: 62
HFmax: 220 – 13 = **207**

THF = 62 + (207-62) x 0,50
THF = 62 + 145 x 0,50
THF = 62 + 73 (gerundet)
THF = 135 S/min

THF = 62 + (207-62) x 0,60
THF = 62 + 145 x 0,60
THF = 62 + 87
THF = 149 S/min

Empfehlung: Herr Mager sollte für die Verbesserung seiner Ausdauer und der Körperfettverbrennung in einem Bereich zwischen 135 –und 149 S/min trainieren. Nebenbei muss dazu erwähnt werden, dass bei diesem Ergebnis vorwiegend die LZA trainiert wird und die Fettverbrennung ein positiver Nebeneffekt ist, und nicht gezielt die Fettverbrennung trainiert wird/werden kann. Im Cardiotraining geht es um das Stoffwechseltraining, dessen *Ziel es ist im festgelegten Bereich des Energiestoffwechsels trainieren. Denn ein gut funktionierender Energiestoffwechsel greift bevorzugt auf die zur Verfügung stehenden Fettreserven zurück und schont die Glykogenspeicher.*

Die Intensitäten richten sich nach dem Trainingsziel:
Laufen:
50-60 % = Fettverbrennungsbereich
60-70 % = Gesundheitsbereich
70-80 % = Entwicklungsbereich (aerober Grenzbereich)
80-90 % = anaerober Bereich
Fahrrad:
50-60 % = Fettverbrennungsbereich
60-65 % = Gesundheitsbereich
65-70 % = Fitnessbereich
70-80 % = Entwicklungsbereich (aerober Grenzbereich)
80-90 % = anaerober Bereich

4.9.2 PWC-Test

Der PWC-Test (Physical Working Capacity) ist ein Testverfahren zur Bestimmung einer Zielherzfrequenz für den Ausdauersport. Die Anwendung findet z.B. auf dem Radergometer statt. Der Sportler fährt sich 2min. warm und beginnt mit einer Leistung von 25Warr gleichmäßig in die Pedalen zu treten (60-80 Umdrehungen). Alle zwei Minuten wird nun die Wattzahl um 25W gesteigert, bis die festgelegte Herzfrequenz erreicht ist, oder ein Abbruchkriterium auftritt. Die erreichte Wattzahl wird durch das Körpergewicht geteilt, um die Leistung einer Auswertungstabelle zuordnen zu können. Ich entscheide mich für diesen Test, da er mir vertraut ist und ich ihn selbst im Beruf anwende. Ebenfalls positive Ergebnisse anhand eines Re-Tests konnte ich mit diesem Testverfahren verzeichnen.
PWC-Wert = erreichte Wattzahl / Körpergewicht

PWC	Leistungsfähigkeit	Männer (in Watt/kg KG)	Frauen (in Watt/kg KG)
PWC 130	Sehr gut	> 2,5	> 2,0
	Gut	2,5-2,0	2,0-1,6
	Befriedigend	2,0-1,5	1,6-1,25
	Unbefriedigend	1,5-1,0	1,25-1,0
	Ungenügend	< 1,0	< 1,0
PWC 150	Sehr gut	> 3,0	> 2,5
	Gut	3,0-2,5	2,5-2,0
	Befriedigend	2,5-2,0	2,0-1,6
	Unbefriedigend	2,0-1,5	1,6-1,25
	Ungenügend	< 1,5	< 1,25
PWC 170	Sehr gut	> 3,5	> 3,0
	Gut	3,5-3,0	3,0-2,5
	Befriedigend	3,0-2,5	2,5-2,0
	Unbefriedigend	2,5-2,0	2,0-1,6
	Ungenügend	< 2,0	< 1,6

Tabelle 7 – PWC-Testauswertung | Quelle: Lehrskript Ausdauertraining – Academy of Sports

Die Zielherzfrequenz (ZHF) liegt bei Untrainierten und Senioren bei 130 S/min, Trainierte und Jugendliche bis zu 150 S/min und bei Leistungssportlern bis zu 170 S/min.

4.9.2.1 Test-Durchführung (PWC-Test)

Den PWC-Test wird Herr Mager auf dem Radergometer absolvieren. Der Sitz wird so eingestellt, dass die Beine in der unteren Trittposition nicht komplett durchgestreckt sind. Der Lenker sollte vom Oberkörper mit einer Neigung von 45° nach vorn erreichbar sein. Zuerst fährt sich Herr Mager ein paar Minuten warm, ganz locker. Dann starten wir den Test mit 50W, da er bereits trainiert ist und nicht als Anfänger gewertet werden kann. Alle 2min steigere ich nun die Belastung um 25W, bis die Herzfrequenz von 170 erreicht wird. Während des Tests ist darauf zu achten, dass eine Trittfrequenz zwischen 60 und 80 U/min eingehalten wird, um ein harmonisches Zusammenarbeiten zwischen Muskeln und Herzkreislaufsystem zu gewährleisten.

4.9.2.2 Test-Protokoll (PWC-Test)

Name: Mager, York (m)	PWC-Test 150	Testdatum: 01.06.2020
Geb.-Datum: 29.09.1994	Größe (cm): 185	Gewicht (kg): 87
Zeit	Watt	Puls
Start	-	80
2 min.	25	94
4 min.	50	105
6 min.	75	117
8 min.	100	129
10 min.	125	140
12 min.	150	162
14 min.	175	180

Tabelle 8 – Protokoll PWC-Test – Eigene Darstellung

4.9.2.3 Auswertung PWC-Test

Durch die grobe Umstellung der Wattanzahl, hat der Zielpuls nicht immer die gleiche Erhöhung und kann so nicht genau errechnet werden. Deshalb muss die Auswertung bei einem PWC-Test geschätzt werden. Ich schätze nun die Auswertung ahand des Protokolls. In die Wertung fließen die beiden Stufen, welche dem Zielpuls am nächsten liegen, ein (siehe Tabelle 8). Zwischen den Werten findet der Puls 170 seinen Platz, dabei näher an 162 S/min. Auch wenn die Wattleistungen sehr nahe sind, entspricht der Wert von 150Watt eher der Leistung bei 162 S/min. Deshalb schätze ich den Puls bei 170 bei ca. 160Watt ein.

Den PWC-Wert kann man auch mit folgender Formel errechnen:
PWC-Wert = erreichte Wattzahl / Körpergewicht

150 / 87 = 1,72

Vergleicht man nun das Ergebnis 1,72 mit der Tabelle 7, kann man entnehmen, dass das Ergebnis von Herr Mager als Unbefriedigend einstufen. Hier besteht also Potenzial zur Verbesserung!

5. Zielsetzung

Damit ein Kunde auch wirklich am Ball bleibt und sein Training nicht nach 6 Wochen abbricht, müssen realistische Ziele gesetzt werden. Um das Zeitbudget einer

Trainingswoche einzuschätzen zu können, sind Lebensstil und Lebensumstände wichtig Aspekte. Dazu gehören:
Zeitmanagement (berufliche/familiäre Einschränkungen
Körperliche Konstitution
Krankheitsbedingte Vorbelastung
Ernährung
Progressive Adaption
Erfahrungen des Kunden im Fitness-Bereich
Spaß und Motivation

Der Inhalt der Zielsetzung setzt sich aus der Anamnese sowie den persönlichen Zielen des Kunden zusammen. Bei Herr Mager sind diese zum einen die körperliche Fitness/Ausdauerleistung zu verbessern um einem 10km Stadtlauf im 60min zu bewältigen und nebenbei eine Körperfettreduktion. Dieses Haupt-oder Grobziel ist langfristig in mehreren Monaten erreichbar. Teilziele werden durch das Hauptziel verzeichnet, wie die Verbesserung des Ruhepuls und die Körperfettreduktion.

6.Trainingsplanung
Nach der Festlegung der Ausgangssituation (Ist-Analyse) widme ich mich nun weiter der Trainingsplanung. Diverse Komponenten müssen nun bestimmt werden. Diese ergänzen/beeinflussen sich teilweise gegenseitig.

Art der Planung	Durchführung
1. Trainingshäufigkeit	3-4 Tage die Woche
2. Intensitätsbereich	Grundlagenausdauer (GA) 1 & 2, Regenerationsbereich
3. Trainingsmethoden	Kontinuierliche Dauermethode, Fahrtenspiel, Intervallmethode, Wiederholungsmethode
4. Dauer der Trainingseinheit	Kurzzeit-Ausdauer (KZA), Mittelzeit-Ausdauer (MZA) und Langzeitausdauer 1&2
5. Trainingsmethoden	Dehnung, Ausdauer, Kraft, Beweglichkeit, Koordinationstraining, Intervalltraining

Tabelle 9 – Trainingsplanung – Eigene Darstellung

Herr Mager möchte seine Ausdauer steigern und trotzdem nicht auf seinen Kraftsport verzichten. Dies stellt kein Problem dar. Eine Trainingseinheit im Krafttraining sollte jedoch mit dem Fokus auf den Bewegungsapparat erfolgen. Die Steigerung des Trainings kann über folgende Komponenten erfolgen:

- Gewicht
- Intensität
- Dauer
- Methodik
- Pausendauer
- Mehr Wiederholungen

6.1 Periodisierung

6.1.1 Makrozyklus

Die folgende Tabelle veranschaulicht die Aufteilung des 3-Monatigen-Makrozyklus

Makrozyklus 12 Wochen											
Mesozyklus 1 4 Wochen				Mesozyklus 2 4 Wochen				Mesozyklus 3 4 Wochen			
Mikro1	Mikro2	Mikro3	Mikro4	Mikro1	Mikro2	Mikro3	Mikro4	Mikro1	Mikro2	Mikro3	Mikro4
1Woche	1Woche	1Woche	1Woche	1Woche	1Woche	1Woche	1Woche	1Woche	1Woche	1Woche	1Woche

Tabelle 10 – Zyklusplanung | Eigene Darstellung

Der Makrozyklus definiert eine langfristige Trainingsplanung, eine Grobplanung über einen Zeitraum von 3 bis 12 Monaten und basiert auf dem Prinzip der Periodisierung und Zyklisierung. Der langfristige Makrozyklus wird in mehrere Mesozyklen unterteilt. Der Vorteil in der Planung in Zyklen ist das langfristige Festlegen wie das Training in Bezug auf die Zielsetzung durchgeführt wird, damit dieses auch erreicht wird.

6.1.2 Mesozyklus

Der Mesozyklus definiert eine mittelfristige Trainingsplanung über einen Zeitraum von 4 bis maximal 12 Wochen. Innerhalb dieses Zyklus werden verschiedene Trainingspläne durchgeführt.

6.1.3 Mikrozyklus

Der Mikrozyklus definiert eine kurzfristige Trainingsplanung, in der Regel eine Planung für eine Woche.

6.2 Makrozyklusplanung

Gemäß meiner Aufgabenstellung werde ich eine Makrozyklusplanung über 3 Monate für Herr Mager erstellen, den ich in 3 Phasen aufteilen werde. Den Anfang macht die Vorbereitungsphase (VP) mit einem Mesozyklus. Eine kleine Grundlagenausdauer ist bei Herr Mager bereits vorhanden, da er vor einigen Wochen mit dem Joggen angefangen hat. Die Vorbereitungsphasen 1 und 2 überschneiden sich im 2. Mesozyklus etwas, da das Ziel bereits in 3 Monaten erreicht werden soll. Hier werden dann Schnelligkeit und Schnellkraft trainiert und die Intensität gesteigert. Die hächste Belastung erfährt Herr Mager im 3. Mesozyklus, in der Vorbereitungsphase 3, wo Inhaltlich die maximale Leistungsfähigkeit angestrebt wird. Nach jedem Mesozyklus werde ich anhand eines Re-Test ein Zwischenergebnis notieren. Im Anschluss kommt die Regenerationsphase, um alle Reserven zu füllen und bereit für den Lauf zu sein.

6.2.2 Mesozyklusplanung

Der erste Mesozyklus dauert vier Wochen. Der Schwerpunkt in diesem Training liegt eindeutig darin, die Grundlagenausdauer auszubauen und zu verbessern. Die Basis dafür bildet die GA1, innerhalb von 3 Wochen. In der 4. Woche füge ich ein Krafttraining hinzu, das mit Fokus auf den Bewegungsapparat gelegt wird. Nach und nach wird auch der Umfang gesteigert, auf maximal 60 Minuten und einer zusätzlichen Trainingseinheit, jedoch erst nach Woche 2. Eine kurze Dehneinheit schließt jedes Training ab.

Mesozyklus 1 – Mager, York				
Trainingsinformationen	**Mikrozyklus Woche 1-4**			
Trainingsziel	Aufbau/Verbesserung Grundlagenausdauer und Geschwindigkeit		Trainingsdauer	20-60min
Trainingseinheiten	3-4		Trainingsbereich	GA1 & GA2
Intensitätsbereich (%HF$_{(IANS)}$)	65-110			
	Mikro 1	**Mikro 2**	**Mikro 3**	**Mikro 4**
Ausdauerbereich	GA1	GA1	GA2	GA2
Intensitätsbereich (%HF $_{(IANS)}$)	65-80	65-80	70-115	65-85
Trainingseinheiten	3	4	4	3
Trainingsdauer	30min	30-40min	40-50min	40-60min
Trainingsvorgabe (Km)	3	3,5-4	4	4,5
Trainingsart	Joggen/Laufen			

Abbildung 10 – Mesozyklus 1 – Eigene Darstellung

Der zweite Mesozyklus ist dem Ersten nahezu gleich. Die Geschwindigkeit sollte nun gesteigert und mehr in der GA2 trainiert werden. Schließlich möchte Herr Mager nicht als Letzter ins Ziel laufen.

Mesozyklus 2 – Mager, York				
Trainingsinformationen	**Mikrozyklus Woche 5-8**			
Trainingsziel	Verbesserung der Grundlagenausdauer und Geschwindigkeit		Trainingsdauer	20-60min
Trainingseinheiten	3-4		Trainingsbereich	GA1 & GA2
Intensitätsbereich (%HF $_{(IANS)}$)	65-115			
	Mikro 5	**Mikro 6**	**Mikro 7**	**Mikro 8**
Ausdauerbereich	GA1&2	GA1&2	GA2	GA2
Intensitätsbereich (%HF $_{(IANS)}$)	65-85	65-110	70-110	65-85
Trainingseinheiten	3	4	4	4
Trainingsdauer	40-60min	40-70min	40-70min	40-80min
Trainingsvorgabe (Km)	5,5-6	6	6,5-7	7-7,5
Trainingsart	Joggen/Laufen			

Abbildung 11 – Mesozyklus 2 – Eigene Darstellung

Im dritten Mesozyklus wird weiterhin im GA2 Bereich trainiert. Lediglich in der 12. Woche, die letzte vor dem großen Stadtlauf, schraube ich die Belastung etwas herunter.

Mesozyklus 3 – Mager, York				
Trainingsinformationen	**Mikrozyklus Woche 9-12**			
Trainingsziel	Verbesserung der Grundlagenausdauer und Geschwindigkeit		Trainingsdauer	30-60min
Trainingseinheiten	2-4		Trainingsbereich	GA1 &GA2
Intensitätsbereich (%HF $_{(IANS)}$)	65-110			
	Mikro 9	**Mikro 10**	**Mikro 11**	**Mikro 12**
Ausdauerbereich	GA1&2	GA1&2	GA1&2	GA1&2
Intensitätsbereich (%HF $_{(IANS)}$)	65-95	65-110	65-110	65-110
Trainingseinheiten	4	4	3	2
Trainingsdauer	30-70min	30-80min	40-70min	30-40min
Trainingsvorgabe (Km)	8-9	10	8-10	5-6
Trainingsart	Joggen/Laufen			

Abbildung 12 – Mesozyklus 3 – Eigene Darstellung

6.2.2.1 Mikrozyklus 1-4 im 1. Mesozyklus

Herr Mager ist Laufanfänger, daher trainiert er im 1.Mikrozyklus drei Mal die Woche mit jeweils einem Tag Ruhepause zwischen den Trainingseinheiten. Als Trainingsform kommt die extensive Dauermethode zum Einsatz, wobei die Herzfrequenz im Bereich der GA1 gehalten wird und somit an der anaeroben Schwelle trainiert wird. Durch seine kurzzeitige Erfahrung beim Joggen hat er sich bereits eine kleine Grundlagenausdauer antrainiert, so dass ich die Trainingsdauer jedes Mal etwas steigern kann. Wie oben bereits erwähnt, dient der 1. Mesozyklus zum Aufbau und Verbesserung der Grundlagenausdauer. Man kann die Steuerung hier über die Herzfrequenz laufen lassen, was ich berücksichtigt habe. Aber Herr Mager bat mich darum, ihm kleine Vorgaben was die Kilometer angeht zu machen. Daher habe ich diese mit einbezogen und hoffe, dass seine Motivation und Ehrgeiz dadurch gesteigert wurden. In der 2. Woche kommt eine 4. Trainingseinheit hinzu, die aber kürzer ausfällt. Die GA2 erfolgt in der 3. Woche, da hier bereits eine Adaption stattgefunden hat und ein neuer Reiz gesetzt werden sollte. Eine passende Methode ist das Fahrtenspiel, was ich persönlich auch hervorragend finde, um einfach für frischen Wind im Training zu sorgen. Die Woche 4 beinhaltet 3 Trainingseinheiten. Mit Regenerationsläufen zur Kompensierung fördert Herr Mager seine Regeneration aktiv. Diese finden ebenfalls jede Woche statt. Am Ende des 4. Mikrozyklus absolviert Herr Mager einen Dauerlauf von 55min.

6.2.2.2 Mikrozyklus 5-8 im 2. Mesozyklus

Um den 10Km Stadtlauf bewältigen zu können, wird bei den langen Läufen die Streckenlänge erhöht, da Herr Mager seine Grundlagenausdauer bewältigt hat. Der 2. Mesozyklus besteht ebenfalls aus der extensiven Dauermethode und längeren Dauerläufen. In der 5. Woche ist die Zeit der Trainingsdauer angehoben, was eine sinkende Herzfrequenz verzeichnen soll. Auch die 6. Woche startet mit der GA1, aber auch eine Steigerung bei der Intensität. Das Fahrtenspiel wird ebenfalls weiter ausgeführt. In der 7. Wird Herr Mager einen Dauerlauf von 40Minuten bei einer kontinuierlichen Geschwindigkeit bewältigen. Nach dieser Einheit soll er 2 Tage Ruhe einhalten. Die 8. Woche beinhaltet 4 Trainingseinheiten, von denen jedoch 2 als lange Regenerationsläufe dienen sollen.

6.2.2.3 Mikrozyklus 9-12 im 3. Mesozyklus

Auch im Mikrozyklus 9-12 werden die extensive Dauermethode und das Fahrtenspiel beibehalten, mit diversen Steigerungen. In der 10. Woche schafft Herr Mager zum ersten Mal die 10Km und ist stolz wie Oskar – zu Recht. In der 11. Und 12. Woche wird die Trainingsbelastung etwas heruntergefahren, wobei die letzte Woche nur noch 2 leichte Einheiten beinhaltet, damit der Körper und die Beine nicht komplett runter fahren.

6.3 Warm-up

Ein Warm-up sollte in jeder Trainingseinheit involviert sein, da es ein wichtiger Bestandteil des Trainings ist, um den Körper auf die bevorstehende Belastung vorzubereiten und Verletzungen zu vermeiden. Die Dauer beträgt 5-15min, wobei die Herzfrequenz niedrig gehalten werden sollte, ca. 160 S/min minus Alter. Während des Warm-up werden die Muskeln erwärmt, was zu einer besseren Energiebereitstellung und somit Leistung führt. Durch eine ebenfalls bessere

Durchblutung wird die Sauerstoffkapazität angeregt, Gelenke werden „geschmiert" und Bänder wie Sehnen elastischer. Aber auch mental wird man so auf das Training vorbereitet. Je nach Lauf wärmt sich Herr Mager 5-10min auf.

6.4 Cool-Down

Ebenso wichtig wie das Aufwärmen (Warm-up) ist auch das Cool-down (Abwärmen). Es deutet den Körper darauf hin, dass sich die Belastung nun langsam dem Ende zu neigt. Der Körper fängt an, Schlacke und Laktat abzubauen, das Herz-Kreislauf-System fährt langsam runter, Nerven entspannen sich und die ersten Regenerationsprozesse setzen ein. Ein Cool-down soll die Regenerationszeit verkürzen. Durch ein zum Beispiel lockeres Auslaufen entspannen sich Muskeln und Nerven. Besonders im Cardiotraining sollte immer ein Cool-down erfolgen, um die schnelle Regeneration zu gewährleisten. Mehr zu den Regenerationsprozessen sind bereits in Kapitel 4.2.6 beschrieben.

7. Trainingsdurchführung

Gerade Cardiotraining ist für viele Anfänger eine Herausforderung, da es eine große Menge an Geduld und Disziplin benötigt. Anfänger haben es in so fern leichter, da sie schneller Resultate sehen als trainierte Sportler. Je trainierter man ist, desto mehr Aufwand muss für eine Steigerung betrieben werden. Motivation und Spaß spielen eine große Rolle bei der Durchhaltung für den Kunden. Nichts ist schlimmer, als ein langweiliges Training – da hat man keinen Ansporn mehr und lässt es lieber sein. Dem Kunden sollte man auch regelmäßig ein positives Feedback geben und auch eine gute Menschenkenntnis mitbringen, um zu wissen wie man den Kunden am besten betreut. Während des Trainings hat Herr Mager alle seine Einheiten dokumentiert. Für mich ist es sehr hilfreich, da ich mit ihm so direkte Ergebnisse vergleichen und zeigen kann.

8.Re-Test

Wie bereits erwähnt, folgte nach jedem Mesozyklus ein Re-Test. Dieser muss jedes Mal unter identischen Bedingungen wie Tageszeit/Uhrzeit, Wochentag etc. durchgeführt werden. Gleiche Übungen und Tests müssen auch eingehalten werden um wirkliche Resultate sichtbar machen zu können. Ebenfalls wird mit dem Kunden besprochen, wie er diesen Zyklus empfunden hat, ob die Intensität in Ordnung war, wie ihm der Plan gefallen hat oder ob vielleicht etwas geändert werden soll. In diesem Fall hatte Herr Mager nichts auszusetzen, er konnte die Anforderungen ohne weitere Probleme umsetzen. Die Tests konnten immer zum gleichen Tag sowie Uhrzeit erfolgen. Die physische und psychische Empfindung war zum größten Teil gleich an den Tagen. In der folgenden Tabelle habe ich die Ergebnisse zusammenfasst. Das Hauptziel, den 10Km Stadtlauf zu bewältigen hat Herr Mager auf jeden Fall geschafft. Seine Laufzeit betrug 56min und 32Sek. Auch die Körperfettreduktion, die ein Nebenziel war, konnte um 1% gesenkt werden. Ein positiver Nebeneffekt ist auch der Ruhepuls, der ebenfalls mit einer Senkung zu verzeichnen ist. Leichte Dysbalancen in der Wadenmuskulatur wurde auch positiv beeinflusst.

Datum	01.06.2020 Start	29.06.20.20 +4 Wochen	27.07.2020 +4 Wochen	24.08.2020 +4 Wochen	24.08.2020 Ziel
Trainingsziel				56:32	10Km unter 60 Minuten
Gewicht (kg)	87	86,5	86	85,5	
Ruhepuls	62	61	60	59	
BMI (kg/m^2)	25,4	25,2	25,1	25	
Bauchumfang (cm)	90	88	87	86,5	
Taillenumfang (cm)	85,5	85	84,5	84	
WHR	0,95				
Körperfett (%)	14,5	14,2	14,2	14	

Tabelle 11 – Re-Test Auswertung – Eigene Darstellung

9.Fazit

Anhand diesem Fallbeispiels hat sich gezeigt, dass mittels einer ausführlichen Diagnose, eines Eingangsgespräch, Tests und einer durchdachten Trainingsplanung kann man auch in kurzer Zeit viel erreichen – auch als Anfänger. Sind die Faktoren Spaß und Motivation beinhaltet, wird auch der Zeitraum des Trainings kontinuierlich durchgezogen. Ziele müssen dem Kunden angepasst werden, damit er diese auch erreichen kann. Wenn der Trainer diese Aspekte alle berücksichtig, ist der entscheidende Faktor für den Erfolg *der Kunde selbst*. Herr Mager hat deutlich Spaß am Laufen und strebt an seine Laufdistanz zu vergrößern. Durch seine Begeisterungsfähigkeit und Behaglichkeit ist mir die Aufgabenstellung leichter gefallen.

10. Tabellenverzeichnis

- Tabelle 1 - Vor- und Nachteile der aeroben und anaeroben Energiebereitstellung
  Quelle: Lehrskript 1 – Academy of Sports

- Tabelle 2 – Allgemeine und Biometrische Daten – Eigendarstellung

- Tabelle 3 - Ausdauerbereiche unterteilt nach zeitlicher Dauer
  (vgl. Zintl/Eisenhut, 2001) Quelle: Lehrskript 1 Ausdauertraining, Academy of Sports

- Tabelle 4 – Beispiele aktive und passive Regenerationsmaßnahmen - Eigene Darstellung

- Tabelle 5 Zusammenfassung von Zielen, Methoden und Intensitäten | Quelle: Lehrskript Ausdauertraining Academy of Sports - Neumann/Pfützner/Berbalk, S. 141

- Tabelle 6 – Übersicht und zeitlicher Ablauf der Adaptionen im Ausdauertraining (Optimiertes Ausdauertraining, Neumann/Pfützner/Berbalk 6.

Auflage 2011) Quelle: Lehrskript 1 – Ausdauertraining – Academy of Sports

- Tabelle 7 – PWC-Testauswertung | Quelle: Lehrskript Ausdauertraining – Academy of Sports

- Tabelle 8 – Protokoll PWC-Test – Eigene Darstellung

- Tabelle 9 – Trainingsplanung – Eigene Darstellung

- Tabelle 10 - Zyklusplanung | Eigene Darstellung

- Tabelle 11 – Re-Test Auswertung – Eigene Darstellung

11. Abbildungsverzeichnis
- Abbildung 1 - Möglicher Belastungszyklus beim Fahrtspiel
  Quelle: Lehrskript Ausdauertraining Academy of Sports

- Abbildung 1 – Reizstufenregel des Prinzip der trainingswirksamen Reize
  Quelle: https://www.academyofsports.de/de/lexikon/prinzip-der-trainingswirksamen-reize/

- Abbildung 2 – Zunehmende Divergenz zwischen Belastungsniveau und Leistungsniveau im Laufe eines mehrjährigen Trainings | Quelle: Lehrskript 1 – Ausdauertraining | Academy of Sports | vgl. Zintl/Eisenhut; Ausdauertraining; 2009 S. 19

- Abbildung 3 - Anpassungsstufen im Training und Ablauf der Anpassungsprozesse in einem Stufenzyklus mit Entlastungsphase | Quelle: Lehrskript 1 Ausdauertraining – Academy of Sports - vgl. Zintl/Eisenhut; Ausdauertraining; 2009 S. 199

- Abbildung 4 - Gestaltung der MIZ-Belastung innerhalb eines MEZ (6 Wochen). Nach dreiwöchiger progressiver Belastungssteigerung ist ein entlastender MIZ notwendig, um die Adaptionsprozesse zu erleichtern.| Quelle: Lehrskript 1 Ausdauertraining Academy of Sports - vgl. Zintl/Eisenhut; Ausdauertraining; 2009 S. 26

- Abbildung 5 - Schematischer Verlauf der Reaktion eines biologischen Systems an Belastung und Anpassung
  Quelle: Lehrskript Ausdauertraining – Academy of Sports | vgl. Zintl/Eisenhut; Ausdauertraining; 2009 S. 20

- Abbildung 6 – Verbesserung der Leistungsfähigkeit durch optimal gesetzte Belastungen | Quelle: Lehrskript Ausdauertraining – Academy of Sports - vgl. Zintl/Eisenhut; Ausdauertraining; 2009 S. 21

- Abbildung 7 – Verfrühte Belastungszeitpunkte, die auf längere Sicht zur Abnahme des Leistungsniveaus führen | Quelle: Lehrskript Ausdauertraining – Academy of Sports - vgl. Zintl/Eisenhut; Ausdauertraining; 2009 S. 22

- Abbildung 8 – Belastungszeitpunkte nach dem Gesichtspunkt der summierten Wirksamkeit | Quelle: Lehrskript Ausdauertraining – Academy of Sports - vgl. Zintl/Eisenhut; Ausdauertraining; 2009 S. 22

- Abbildung 9 - Schema des Fünf-Stufen-Models | Quelle: Lehrskript 1 Ausdauertraining – Academy of Sports

- Abbildung 10 – Mesozyklus 1 – Eigene Darstellung

- Abbildung 11 – Mesozyklus 2 – Eigene Darstellung

- Abbildung 12 – Mesozyklus 3 – Eigene Darstellung

12. Literaturverzeichnis

- Zintl/Eisenhut; Ausdauertraining; 2009 S. 19

- Lehrskript 1 Ausdauertraining | Academy of Sports

- Optimiertes Ausdauertraining, Neumann/Pfützner/Berbalk 6. Auflage 2011

- https://www.academyofsports.de/de/lexikon/prinzip-der-trainingswirksamen-reize/

- Zintl/Eisenhut; Ausdauertraining; 2009 S. 199

- www.in-form-sein.de>trainingsprinzipien

- Zintl/Eisenhut; Ausdauertraining; 2009 S. 20

- Zintl/Eisenhut; Ausdauertraining; 2009 S. 21

- Zintl/Eisenhut; Ausdauertraining; 2009 S. 22